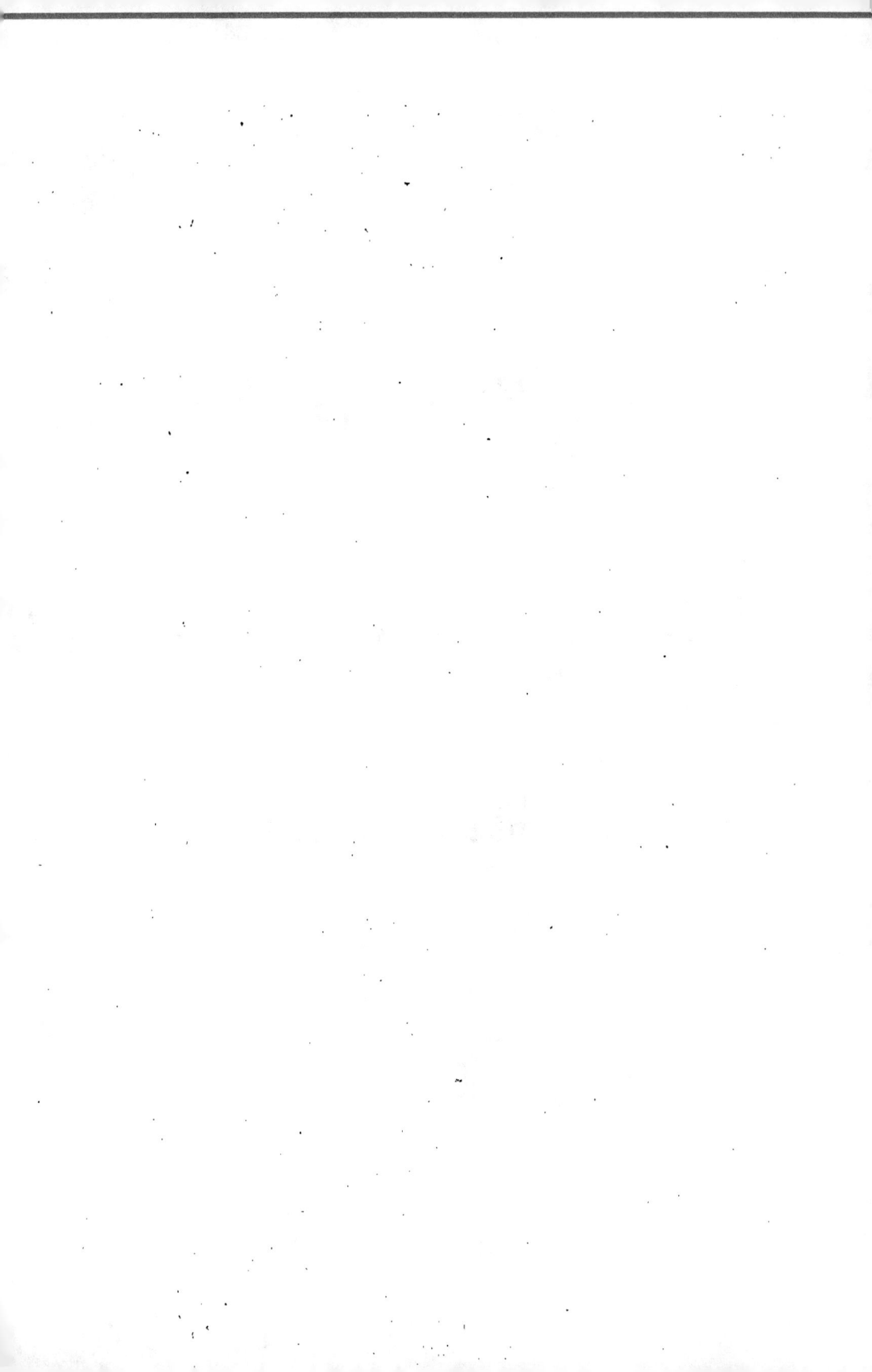

A PROPOS

D'UN

CAS D'ÉCLAMPSIE

TRAITÉ AVEC SUCCÈS

PAR

LES BAINS PROLONGÉS

PAR

M. le Docteur Paul BAR

Accoucheur des hôpitaux

PARIS

G. STEINHEIL, ÉDITEUR,

SUCCESSEUR DE H. LAUWEREYNS,

2, RUE CASIMIR-DELAVIGNE, 2.

1885

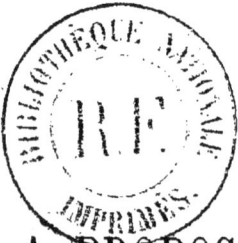

A PROPOS D'UN CAS D'ÉCLAMPSIE

TRAITÉ AVEC SUCCÈS

PAR LES BAINS PROLONGÉS

A PROPOS

D'UN

CAS D'ÉCLAMPSIE

TRAITÉ AVEC SUCCÈS

PAR

LES BAINS PROLONGÉS

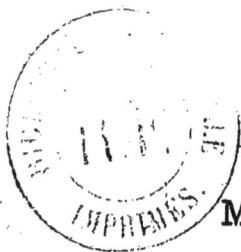

PAR

M. le Docteur Paul BAR
Accoucheur des hôpitaux.

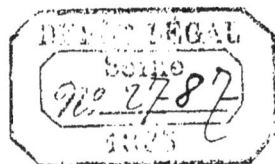

———————— • ————————

PARIS
G. STEINHEIL, ÉDITEUR,
SUCCESSEUR DE H. LAUWEREYNS,
2, RUE CASIMIR-DELAVIGNE, 2.

———

1885

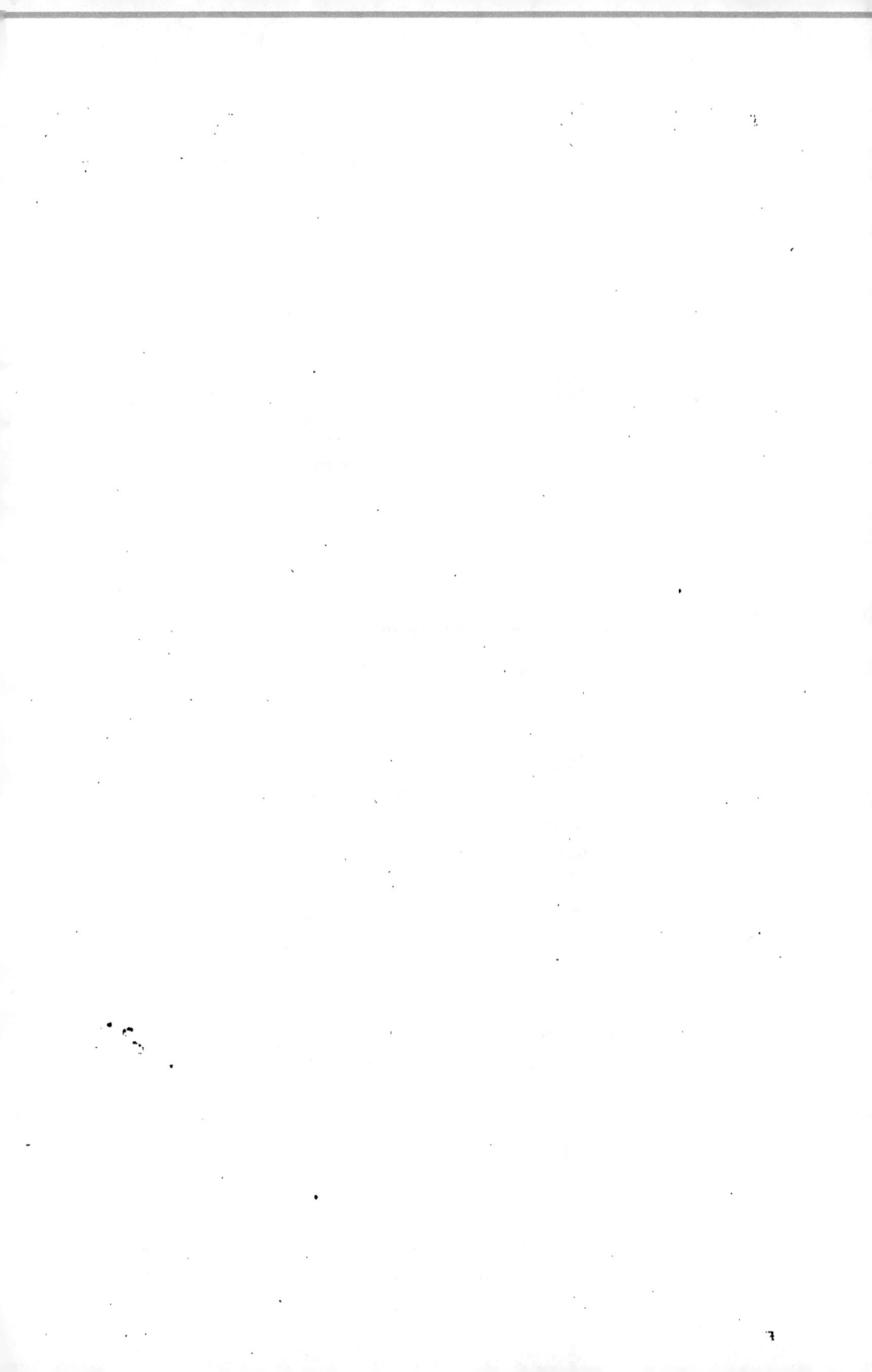

A PROPOS D'UN CAS D'ÉCLAMPSIE

TRAITÉ AVEC SUCCÈS

PAR LES BAINS PROLONGÉS

Depuis que la doctrine de l'intoxication par les matières excrémentitielles a été adoptée pour expliquer la genèse de l'éclampsie puerpérale, tous les procédés de traitement qui avaient pour but l'élimination du poison accumulé dans le sang devaient être considérés comme rationnels.

Il était naturel de provoquer cette élimination en activant la fonction des glandes sudoripares, puisque la sueur contient à l'état normal une certaine quantité d'urée, et que, contrairement à ce qui existe pour les autres sécrétions, elle serait d'autant plus riche en substances excrémentitielles qu'elle serait sécrétée en plus grande abondance (Albert Robin).

On a, il y a quelques années, cru trouver dans l'emploi de la pilocarpine un procédé qui permettrait d'utiliser sérieusement les glandes sudoripares comme agent d'élimination des matières excrémentitielles.

Malheureusement, les faits publiés par Fr. Barker (*Medical Record*, 1er mars 1859) ont ruiné les espérances, qu'après Bidder, Fehling et Massmann, on avait pensé pouvoir fonder sur l'emploi de ce médicament.

Il ne fallait pas cependant identifier le traitement diaphorétique de l'éclampsie avec le traitement par la pilocarpine.

Bien avant les tentatives de Massmann, de Fehling et de
Bidder on avait tenté de guérir l'éclampsie, en provoquant une
diaphorèse très abondante.

A cet effet, Jacquet (1), suivi bientôt par Porter (2), recom-
mandait d'agir de la façon suivante. Après avoir étalé sur un
lit une épaisse couverture de laine, on plaçait au-dessus d'elle
un drap trempé dans l'eau à la température de 18° Réau-
mur. On roulait dans ce drap la malade, débarrassée de tout
vêtement et on enveloppait le tout dans la couverture de laine.
Au bout d'une heure, la diaphorèse devenait très abondante.
Bien que ce procédé semblât très rationnel et ait été considéré
comme tel par tous les accoucheurs, il ne semble pas avoir reçu
un bien chaleureux accueil, car si Schrœder (3) le recom-
mande, Spiegelberg (4) estime qu'il ne pourra guère être mis
utilement en pratique que pendant le coma, et ces auteurs ne
fournissent à l'appui de leur opinion aucun document per-
sonnel.

Un assistant du professeur Gustave Braun à Vienne, le
Dr Breus, a récemment publié deux mémoires (5) pour attirer
de nouveau l'attention sur les bons résultats obtenus par l'u-
sage des bains chauds dans le traitement de l'éclampsie. Par
ce procédé, cet auteur se proposait, comme ceux que nous avons
cités plus haut, d'activer la diaphorèse, et il déclare y avoir eu
recours pour prévenir l'éclampsie chez certaines femmes en-
ceintes albuminuriques, atteintes d'anasarque.

Quelle que soit la valeur des idées théoriques auxquelles a
obéi Carl Breus, on doit s'étonner que dans aucune de ses ob-

(1) Jacquet. Berl. *Beitrage zur Geb. un Gyn.*, t. I, p. 100.

(2) Porter. *Am. Journ. of med. sciences*, juillet 1873.

3) Lehrbuch. 1877, p. 694.

(4) Spiegelberg. Lehrbuch, p. 566.

(5) Breus. *Zur Therapie der puerperalen Eclampsie*, t. XIX, p. 219, et même
recueil, t. XXI, p. 142, *Zur diaphoretischen Behandlung der puerperalen
Eklampsie mit heissen Badern.*

servations, cet auteur ne fasse allusion au degré d'activité des reins. Toutefois si l'interprétation que Carl Breus a cru pouvoir tirer des faits observés par lui peut être contestable, on doit retenir les heureux résultats qu'il a obtenus par sa méthode, puisque sur 17 cas il y a eu 15 guérisons. Une des deux malades qui moururent succomba à une péritonite septique. En somme, sur 17 cas, il n'y aurait qu'un seul décès imputable à l'éclampsie, proportion qui est de beaucoup inférieure à celle obtenue avec les autres modes de traitement.

Dans le cas d'éclampsie, dont la relation fait le sujet de cette note que je publie à titre de simple document, j'ai prescrit l'usage des bains prolongés ; mais en me proposant un but bien différent de celui que poursuivaient les auteurs que je viens de citer. L'expérience montrera s'il y a eu simplement coïncidence entre l'amélioration survenue dans l'état de la malade et l'emploi des bains.

La nommée A... avait, durant la journée du 11 février, eu 18 accès d'éclampsie ; elle était accouchée le 13 février, mais restait plongée dans le coma.

Le 14 février, à l'heure où je la vis, la température axillaire était de 39°8 ; l'anasarque, qu'on avait vu se développer rapidement dans la journée du 12, n'avait pas sensiblement diminué. Le coma était profond ; la respiration stertoreuse était encore rendue plus pénible par les mucosités qui encombraient les bronches. L'air expiré exhalait une odeur ammoniacale très accentuée ; à peine pouvait-on, par le cathétérisme, extraire de la vessie quelques gouttes d'urine, l'anurie étant presque absolue.

En un mot, cette femme mourait comme meurent les urémiques quand l'anurie persiste, pendant cette période de coma et de fièvre qui suit les accès éclamptiques.

Je pensai qu'avant tout il fallait provoquer la sécrétion urinaire, et songeant aux bons résultats obtenus avec les bains dans les cas d'anurie succédant aux coliques néphrétiques, je prescrivis de placer la malade dans un bain à la température

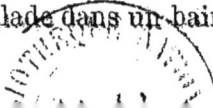

de 33° au maximum, et de prolonger ce bain au moins pendant une heure.

Retirée du bain, la femme était enveloppée dans une couverture de laine.

Sans vouloir faire aucune théorie sur l'influence exercée
par les bains sur la fonction urinaire, je dirai seulement quel
a été le résultat obtenu.

Durant les journées des 12 et 13 février, l'anurie est presque
absolue.

Le 14 février, à onze heures et demie, on place la malade
dans un bain à 33° centigrades.

Elle reste une heure dans le bain.

Deux heures après la sortie du bain, on la sonde, et on retire 200 grammes d'urine.

Pendant le reste de la journée, l'anurie continue ; à neuf
heures du soir, on pratique le cathétérisme; il n'y a rien dans
la vessie ; on place la malade pendant une heure dans un
bain à 33°. Deux heures après la sortie du bain, il y a dans la
vessie 150 grammes d'urine.

Le 15 février au matin, il n'y a rien dans la vessie, et la
malade n'a pas uriné depuis le cathétérisme ; de la veille. Je
prescris un troisième bain à 33°, dont la durée sera d'une
heure ; deux heures après le bain, le cathétérisme permet
d'extraire 200 grammes d'urine.

Dans la journée, pas de miction ; à neuf heures du soir, la
sonde introduite dans la vessie ne permet d'obtenir aucune
urine ; je prescris un quatrième bain, qui est donné dans les
mêmes conditions que les précédents ; le cathétérisme nous
donne, après le bain, 200 grammes d'urine.

Enfin, le 16, bien que la situation parût moins tendue,
l'anurie ne cédait pas ; aussi la malade fut-elle remise pour la
cinquième fois dans un bain et, deux heures après, la vessie
contenait 200 grammes d'urine.

Cependant, depuis la veille, notre malade prenait un peu
de lait; dans la journée du 16, elle continue à s'alimenter; le
17 février elle urinait spontanément.

Chaque bain, en somme, paraît avoir réveillé la sécrétion urinaire; et je crois pouvoir ainsi expliquer le résultat obtenu, alors que la situation était bien compromise par ce fait d'une anurie qui ne paraissait pas devoir disparaître, la malade ne pouvant absorber aucun aliment liquide.

Ces bains prolongés nous ont permis d'attendre le moment où la malade a pu absorber, par les voies digestives, l'eau nécessaire au fonctionnement des reins.

Je n'ai.pas, on le voit, voulu établir un traitement diaphorétique, et si dans ce cas il y a eu diaphorèse, elle ne m'a pas semblé être telle qu'on dût en tenir compte.

La médication diaphorétique ne sera jamais qu'un pis aller, qu'on veuille l'appliquer au traitement de l'albuminurie ou de l'éclampsie.

Les albuminuriques, les éclamptiques en danger sont celles qui n'urinent pas; par le régime lacté, si heureusement préconisé par M. Tarnier, nous maintenons la fonction rénale chez les premières, et souvent nous évitons l'éclampsie.

Mais quand l'encombrement du sang par les matières excrémentitielles conduit à l'éclampsie, les reins sont encore les émonctoires les plus puissants qui puissent entrer en jeu. Si, à l'aide des bains on pouvait franchir ces vingt-quatre ou trente-six heures nécessaires pour que la malade étant devenue capable de s'alimenter, la charge rénale devienne suffisante et que la filtration se fasse, ils rendraient de grands services.

Peut-être les heureux résultats obtenus par Carl Breus avec les bains chauds sont-ils dûs à ce que ce mode de traitement provoquait non seulement la diaphorèse, mais encore la fonction rénale. J'ai dit que, malheureusement, cet auteur ne nous fournit aucun renseignement sur ce point.

Guidé par une idée théorique peut-être inexacte, j'avais prescrit de donner les bains plutôt frais que chauds ; je pensais favoriser l'absorption par la peau. Je me proposais ainsi d'abaisser la température très élevée de la malade, et j'espérais que le coma pourrait disparaître à mesure que la température s'abaisserait, comme il disparaît dans le rhumatisme cérébral, quand on plonge des malades dans des bains frais.

Ici, bien qu'en réalité chaque bain ait été suivi d'un abaissement de température très marqué, les températures élevées réapparaissaient vite.

En un mot, suivant l'expression de Liebermeister (1), le corps n'était plus réglé pour une température de 37° à 38°, il l'était pour une température de 39° à 40°.

Je n'ai pas obtenu de ce côté des résultats suffisants pour que je doive insister.

Voici, au surplus, cette observation recueillie avec grand soin par M. Ayrolles, interne du service d'accouchements.

La nommée A..., âgée de 28 ans, entrée le 12 février 1885, à la salle Sainte-Marie.

On ne peut avoir que des renseignements très vagues sur ses antécédents, sa mémoire est infidèle et elle ne saurait même affirmer son âge. Elle dit cependant avoir eu une fièvre typhoïde. Régulièrement réglée d'habitude, cette femme primipare aurait eu ses dernières règles au mois de juin.

Depuis deux mois se sont déclarés des phénomènes dyspnéiques assez intenses, en même temps qu'apparaissait une anasarque généralisée. Des troubles de la vue, survenus il y a quinze jours, se sont rapidement accentués et actuellement la malade se plaint de voir très mal. Pas de diplopie, pas de surdité, céphalalgie atroce, depuis trois jours. Avant ces deux derniers mois, elle ne paraît pas avoir eu de phénomènes du côté des reins. Actuellement cette malade est envoyée du Bureau central et a pu venir à pied de l'Hôtel-Dieu, mais elle éprouve des vertiges très forts. La face est bouffie, les paupières gonflées, le reste du corps est aussi très œdématié.

Cette femme paraît enceinte de huit mois environ et n'est pas en travail. Enfant vivant. Outre les symptômes déjà signalés, on constate qu'elle urine peu et que ses urines contiennent une quantité très notable d'albumine ; par la chaleur et l'acide nitrique elles se condensent en masse, et il est impossible de faire l'analyse quantitative avec le tube

(1) Liebermeister, cité par Lorain. *De la température du corps humain*, t. II, p. 53.

d'Esbach. La hauteur après la réaction atteignant les deux tiers de la hauteur du liquide en expérience.

L'œdème augmente rapidement et presque à vue d'œil, la dyspnée devient aussi plus marquée, mais on ne constate que quelques râles disséminés dans les poumons, pas d'œdème pulmonaire. Douleurs d'estomac, nausées et vomissements alimentaires, puis bilieux. L'intelligence et la mémoire sont troublées, elle comprend mal et ne répond pas sûrement. Elle a du tremblement généralisé à tout le corps, des grincements de dents, et par moments des mouvements convulsifs de la face, surtout du côté gauche où l'angle de la bouche est tiré en dehors et en haut. Température 38°, le pouls est irrégulier, bondissant, bat 116.

A 3 heures, première attaque d'éclampsie durant deux minutes pour la période tétanique et clonique ; la malade entre ensuite dans le coma. Après l'attaque, température 38°, pouls 112. Les attaques se succèdent à peu près d'heure en heure, et elle a 18 accès jusqu'à sept heures vingt-cinq du matin, le 13.

Pendant la durée de ces attaques, la malade est maintenue sous le chloroforme, et on lui administre 5 gr. de chloral en cinq lavements, dont le dernier n'a pas été gardé.

A 6 h. du soir, le 12, saignée de 400 gr. qui est renouvelée le 13, à 5 heures du matin.

Les bruits du cœur du fœtus sont entendus encore à deux heures vingt du matin, mais on ne les retrouve plus ensuite.

Le tableau suivant indique le nombre des attaques avec leur durée et la marche de la température.

Pendant ces accès répétés, l'œdème s'est aggravé, et la conjonctive elle-même a été prise ; on trouve du chémosis autour de la cornée des deux côtés. Après le cinquième accès, la respiration est devenue stertoreuse et on entend à distance des râles trachéaux et bronchiques, et on entend en avant des râles sibilants et muqueux; il est impossible d'ausculter en arrière.

Au moment de la visite du matin, la malade est dans un coma profond dont de fortes excitations ne peuvent la tirer. Le travail, qui a commencé à huit heures du matin, marche assez rapidement. A neuf heures du matin, on trouve une dilatation du col, comme une pièce de 5 francs. La malade n'a pas eu récemment d'attaque éclamptique.

A 11 h., la dilatation est complète, la tête a fait sa rotation en

Accès.	Heure.	Durée.	Température après l'accès.
1er	3 h. 45	2'	38°
2e	5 h. 5	3'	37°,8
	6 h. — Saignée de 400 grammes.		
3e	6 h. 15	1' 30''(?)	38°
	6 h. 30. — Deux vomissements.		
4e	7 h. 35	1' 30''	39°
5e	8 h. 30	2'	39°
6e	9 h. 30	0' 40''	38°,8
	9 h. 45. — L'enfant est vivant.		
7e	9 h. 50	0' 45''	39°,2
8e	10 h. 45	1'	39°,4
9e	11 h. 3	2'	39°,5
	11 h. 10. — Enfant vivant.		
10e	11 h. 55	1'	39°,4
11e	12 h. 19	1' 5''	39°,6
12e	1 h. 30	1' 15''	39°,5
13e	1 h. 55	1' 30	39°,4
	2 h. 20. — Enfant vivant.		
14e	9 h. 7	2' 15''	39°.9
15e	3 h. 25	1'	40°,1
16e	3 h. 55	0' 45''	39°,8
	4 h. — Toucher : col à peine effacé.		
	4 h. 54. — Saignée de 400 grammes.		
17e	5 h.	1'	39°,8
	5 h. 20. — Bruits du cœur fœtal non perçus, peut-être masqués par la respiration bruyante. — Chloroforme administré d'une façon continue. Plusieurs accès marqués par augmentation du pouls et de la respiration.		
	7 h. 15. — Cathétérisme. — 50 grammes d'urine encore fortement albumineuse. Au toucher, le col ne change pas. Pas de bruit du cœur fœtal.		
18e	7 h. 25	0' 30''	39°,3

arrière et se trouve en occipito-sacrée, application de forceps directe, dégagement de la tête en occipito-sacrée.

A 11 h. 25 l'accouchement est terminé et la délivrance se fait bientôt après sans grande perte de sang ; la femme est toujours dans le coma.

A 1 h. 35, dix-neuvième attaque.

Le coma persiste, pas d'urine. Température élevée. A 4 h. 1/2, elle est de 39°,4; le pouls à 136; la respiration 42.

Dans la nuit, la malade reste dans le coma, mais n'a pas de nouvelle attaque.

Le 14. A la visite, l'œdème a commencé à diminuer, surtout au niveau des conjonctives, mais il y a encore un peu de chémosis, moins de respiration stertoreuse, on constate de temps à autre le type de Cheyne-Stockes.

Pas d'urine.

A 7 h. T. 39°. P. 154. R 62.

A 9 h. 1/2. T.. 39°,8. P. 128. R. 56.

Pour essayer de provoquer le fonctionnement des reins, on décide de donner à la malade un bain prolongé, tiède.

11 h. 1/2 du matin, la malade est placée dans un bain à 35 degrés, pendant une heure ; au bout de quelques instants, le pouls qui était faible devient plus plein, la respiration plus régulière. La malade commence à tousser et cherche à expulser quelques mucosités. La respiration n'est plus stertoreuse. P. 120. R. 48.

12 h. 1/4. Dans le bain. P. 110. R. 44.

12 h. 45. Après le bain. P. 112. R. 26. T. 37°,6.

La malade va beaucoup mieux. A 2 h. 1/4 le pouls est à 104. R. 30. T. 38°.

Par le cathétérisme, on obtient 200 gr. d'une urine claire, moins albumineuse, de couleur foncée; on n'avait pas atteint cette quantité dans les deux jours précédents.

Le soir à 9 h. la malade est mise au bain pendant une heure. La température avant le bain était de 38°,6, et après reste à 38°,6. On retire par la sonde 150 grammes d'urine claire. La recherche de l'albumine par le procédé du verre montre une diminution de la quantité sur les urines précédentes. Lochies fétides. On fait des injections vaginales avec une solution de sublimé. La malade commence à faire quelques mouvements spontanés, elle boit avec avidité du lait coupé de tisane. Elle a rendu un peu de matières fécales jaunes, semi-liquides, mais n'a pas eu de selle abondante depuis son accouchement.

Le 15. Le matin nouveau bain à 33°. Avant le bain la température est de 39°,8. Par le cathétérisme on n'amène pas d'urine et la malade n'en a pas rendu depuis hier.

Après le bain. T. 37º,8 ; on retire avec la sonde 200 grammes d'u-
rines, beaucoup plus claires et moins chargées d'albumine. Dans la
journée la malade a un peu repris ses sens, elle a répondu oui et non
aux questions posées ; elle se plaint de mal de tête.

Le soir à 9 h. nouveau bain. Avant le bain 39º,8. Après 37º.4. Cathétérisme avant le bain, rien ; après, 195 grammes d'urine, mêmes carac-
tères, pas de miction entre les deux bains.

Le 16. 3 h. du matin, T. 40º. La malade a eu un peu de délire, elle
continue à prendre du lait.

A 7 h. du matin, on donne un nouveau bain et la malade urine
200 grammes d'urine claire ; il n'y avait rien dans la vessie avant le
bain.

A 9 h. la température est remontée à 39º,2. P. 112. R. 23. L'intelligence revient peu à peu, la malade reprend assez bien.

Le soir. Même état ; la nourriture se compose de lait coupé. Il n'y a
pas eu de miction, pas de cathétérisme, pas de bain.

Le 17. Le matin, la malade n'a pas uriné jusqu'au moment de la
visite. A ce moment on trouve son lit très fortement mouillé, mais on
ne peut apprécier la quantité de liquide excrété.

Nouveau bain d'une heure, la miction se fait encore après le bain.

Le soir, la malade est de mieux en mieux.

Le 18. Une température de 40º ; le soir, injection intra-utérine ; même
état général, pas de bain.

Le 19. La malade cause et rend compte de ses sensations, l'œdème
a très fortement diminué. La malade urine seule, soif ardente. Lait
coupé avec de l'eau.

Le soir, amélioration très sensible, la température est à 37º, matin
et soir.

Le 20. La malade paraît moins bien, elle a du délire et cherche à se lever. Soif vive. Elle demande constamment du lait, lochies fétides, injections intra-utérines.

Le matin, T. 37º ; P. M. 86. Dans l'après-midi, frisson, besoin. Soir
39º,8. P. 120.

Le 21. La malade a été agitée dans la nuit, on a dû l'attacher, ce
matin elle est plus calme, régime lacté.

Le soir injection intra-utérine ; la température qui s'était abais-
sée à 37º, après l'injection d'hier est remontée à 39º ; P. 10. La malade ne comprend pas ce qu'on lui dit et a cherché plusieurs fois
à se lever de son lit (pour aller chercher du lait, dit-elle). L'œdème

a un peu reparu à la face et surtout sur le front, où on produit un léger godet en déprimant la peau avec le doigt. Pas de râles dans la poitrine. Pas de vives douleurs abdominales.

31 mars. La malade élimine environ 0,25 cent. d'albumine par litre, elle urine deux litres d'une urine un peu trouble. L'intelligence est bien revenue, et la malade n'a plus de fièvre.

Envoi en convalescence.

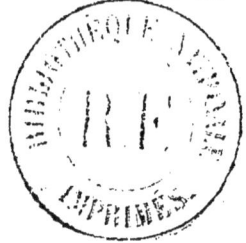

Paris. — A. PARENT, imprimeur de la Faculté de médecine, A. DAVY, successeur, 52, rue Madame et rue Monsieur-le-Prince, 14.

LIBRAIRIE G. STEINHEIL

SUCC^r DE H. LAUWEREYNS

2, rue Casimir-Delavigne, 2

Revue Mensuelle des Maladies de l'Enfance, publiée sous la direction de MM. les Docteurs CADET DE GASSICOURT, médecin de l'hôpital Trousseau, et DE SAINT-GERMAIN, chirurgien de l'hôpital des Enfants-Malades.

Prix de l'abonnement :

Pour Paris.. 12 fr.
Pour les pays faisant partie de l'Union postale............... 14 fr.

Annales de gynécologie, publiées sous la direction de MM. PAJOT, COURTY, T. GALLARD ; rédacteurs en chef, MM. A. PINARD et LEBLOND.

Prix de l'abonnement :

Pour Paris........ .... 18 fr.
Pour les Départements.. .... 20 fr.
Pour l'étranger, suivant les conventions postales.

BYROM-BRAMWELL. — **Maladies de la moelle épinière** : ouvrage traduit de l'anglais sur la dernière édition, par MM. G. POUPINEL et L.-H. THOINOT, anciens internes des hôpitaux. 1 vol. in-8, avec 151 gravures sur bois ou chromo-lithographies intercalées dans le texte. Prix.. 14 fr.

HEGAR et KALTENBACH, professeurs de gynécologie à l'Université de Fribourg. — **Traité de gynécologie opératoire**, avec l'exposé des procédés d'exploration en gynécologie, traduit sur la 2e édition allemande par le Dr Paul BAR, accoucheur des Hôpitaux de Paris. 1 vol. in-8, avec 230 figures sur bois intercalées dans le texte. Préface par le professeur TARNIER. Prix.................... 16 fr.

PAJOT, professeur de clinique d'accouchements à la Faculté de médecine de Paris. — **Travaux d'obstétrique et de gynécologie**, précédés d'éléments de pratique obstétricale. 1 vol. in-8. Prix.......... 12 fr.

PINARD, professeur agrégé à la Faculté de médecine de Paris. — **Traité du palper abdominal au point de vue obstétrical et de la version par manœuvres externes.** 1 vol. in-8, avec 29 gravures, et précédé d'une préface de M. le professeur PAJOT. Prix................... 6 fr.

RABUTEAU.—**Éléments de toxicologie et de médecine légale appliquée à l'empoisonnement.** 1 vol. in-18, avec 2 planches lithographiées et des gravures sur bois intercalées dans le texte. Prix.......... 10 fr.

SAINT-GERMAIN (de), chirurgien en chef de l'hôpital des Enfants-Malades. —**Chirurgie des enfants.** 1 fort vol. in-8, avec gravures sur bois intercalées dans le texte. Prix .... 15 fr.

TARNIER, professeur agrégé de la Faculté de médecine de Paris, chirurgien en chef de la Maternité, et **CHANTREUIL**, professeur agrégé à la Faculté de médecine de Paris.—**Traité de l'art des accouchements.** 2 vol. in-8 de 1,000 pages environ avec nombreuses gravures dans le texte.

Le premier volume, comprenant l'anatomie, la physiologie, la grossesse, l'accouchement, la délivrance, l'état puerpéral physiologique et l'hygiène de la première enfance, est paru. Il contient 270 gravures sur bois intercalées dans le texte.
Le second volume est sous presse. Par suite du décès de M. Chantreuil M. Tarnier s'est adjoint comme collaborateur M. le Dr Budin, professeur agrégé d'accouchements à la Faculté de médecine de Paris
Prix de l'ouvrage complet, le 2e volume payé d'avance............... 30 fr.

Paris. — A. PARENT, A. DAVY, succr, imp. de la Fac. de méd.
52, rue Madame et rue Monsieur-le-Prince, 14.

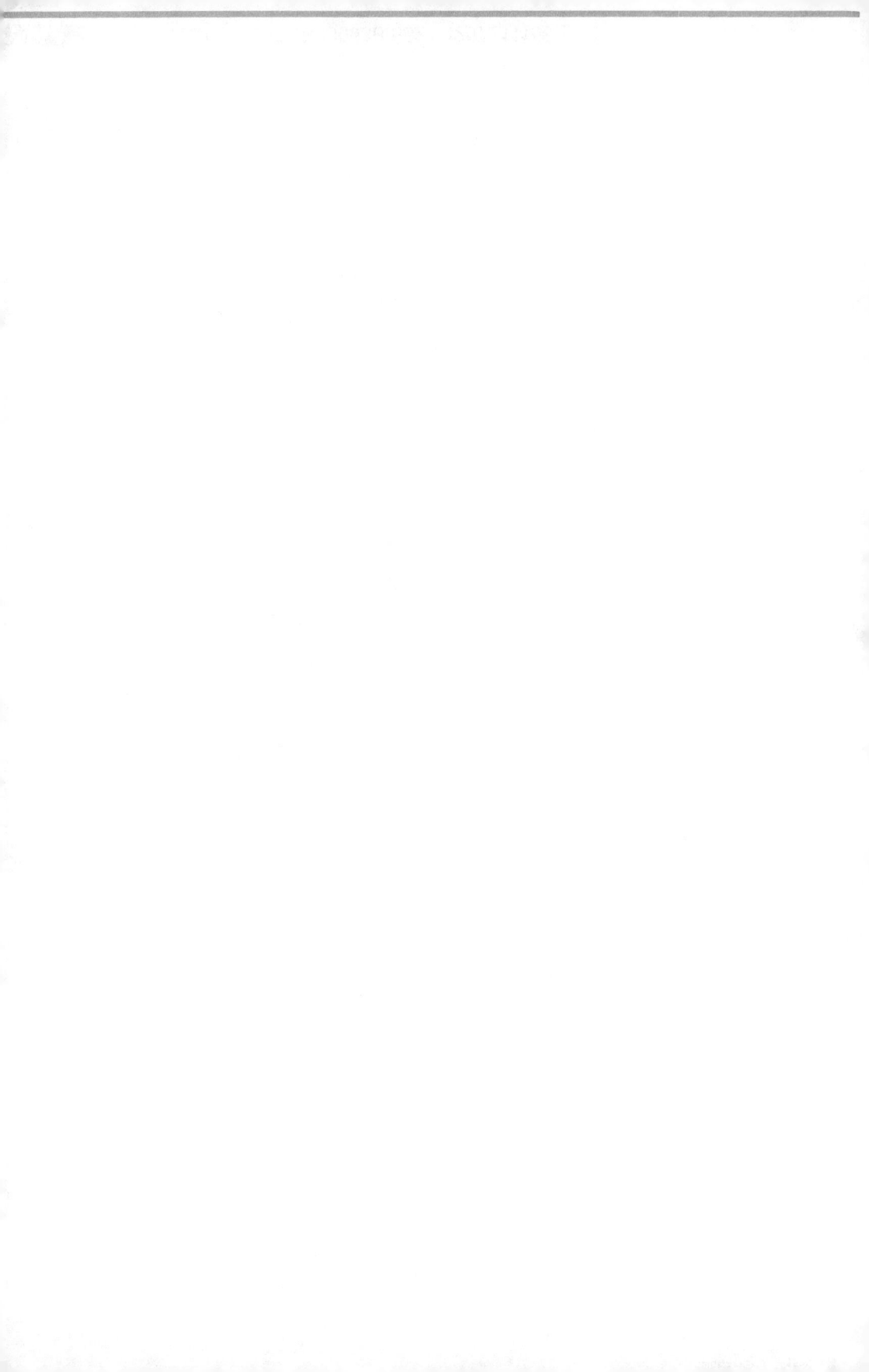

www.ingramcontent.com/pod-product-compliance
Lightning Source LLC
Chambersburg PA